# Décollement prématuré du placenta normalement inséré

PAR

## BRIÈVETÉ ACCIDENTELLE DU CORDON

Par le D<sup>r</sup> AUDEBERT, agrégé d'accouchements.

Le décollement du placenta ne se produit pas toujours dans le laps de temps qui s'écoule après l'expulsion du fœtus et qui est connue sous le nom de *période de délivrance*. Quelquefois, la séparation du tissu placentaire d'avec la paroi utérine s'effectue à une époque plus ou moins avancée du travail, et cet accident peut amener parfois de graves complications. Voici un fait de ce genre dont l'interprétation clinique me paraît surtout intéressante.

## OBSERVATION

(N° 160, année 1900, registre de la clinique d'accouchements.)

X..., quartipare, tricoteuse, entre à la clinique le 26 septembre à 4 heures de l'après-midi.

Rien de particulier dans ses antécédents héréditaires et personnels.

Les trois grossesses antérieures se sont terminées par des accouchements spontanés en présentation du sommet. La durée de chacun a été de 10 heures. Tous les enfants ont été expulsés vivants.

*Grossesse actuelle.* — D. R. le 25 décembre 1899. Perception des mouvements actifs le 6 février 1900. Pas de maladies pendant la grossesse.

Au moment où elle entre à la clinique, elle se dit déjà en travail, elle souffre depuis midi.

A l'examen pratiqué immédiatement, on constate que l'abdomen est peu développé, légèrement en besace par suite d'une éventration manifeste.

H. U. = 32 centimètres.

La tête est au détroit supérieur, normalement fléchie et tend à s'engager O. I. G. A.

Le col, en voie d'effacement, mesure à peine un demi-centimètre ; il est largement perméable. La poche des eaux bombe pendant la contraction. Les membranes sont lisses, non épaissies. A travers ces dernières, on sent la tête amorcée au détroit supérieur, la suture sagittale étant parallèle au diamètre oblique gauche.

Du côté des membranes, et du côté du segment inférieur soigneusement explorés, rien ne peut faire songer à la présence du placenta vicieusement inséré.

Les contractions utérines douloureuses ont débuté à midi, mais la dilatation ne commence vraiment qu'à 5 heures. Très énergiques et très régulières elles amènent une dilatation tout à fait complète à 6 h. 50.

A ce moment survient une hémorragie. On rompt, à ce moment, artificiellement, les membranes, et aussitôt après l'occiput paraît à l'orifice vulvaire ; la tête se dégage en quelques secondes ; on voit alors qu'il existe un circulaire du cordon autour du cou, mais avant qu'on ait eu le temps de le récliner par dessus la tête, une violente contraction expulse d'abord le tronc du fœtus et, immédiatement après, le délivre se présentait par les bords.

Il y a eu, pour ainsi dire, une véritable *expulsion de l'œuf en bloc*, ou plus exactement ce que les Anglais appellent « accouchement en avalanche ».

L'enfant du sexe féminin pèse 2.920 grammes, et mesure 48 centimètres de long, son état général est satisfaisant.

*Examen du délivre.* — Le placenta est régulier, incomplètement marginé. Son poids est de 400 grammes. Il est presque totalement découronné ; à l'exception du sac ammotique, les membranes ont été retenues en entier dans l'utérus.

La face utérine était en entier couverte de sang liquide ou de caillots dont quelques-uns atteignaient, dépassaient même le volume d'une demi-noix. Le tissu placentaire ne présentait pas cependant de dépressions, d'incrustations, comme on en a décrit en pareil cas.

La mensuration du cordon pratiquée avec le plus grand soin donne une longueur de 35 centimètres.

A cause de la rétention des membranes, on administre deux injections intra-utérines à l'eau iodée ; les membranes sont expulsées en totalité onze heures après, sans élévation de température.

Au moment où elle a exigé sa sortie (6me jour), cette femme était en bon état ; l'enfant s'élevait bien.


Revenons sur quelques détails de cette observation. Le cordon, avons-nous dit, mesurait 35 centimètres. Mais si telle était sa longueur réelle, sa portion utile était considérablement réduite par la présence d'un circulaire autour du cou de l'enfant.

Voyons de combien ce circulaire a pu diminuer la longueur effective de la tige funiculaire. Nous trouvons dans la thèse d'agrégation de Chantreuil[1] ce qui suit : « Si c'est autour du cou seulement que le cordon s'enroule, il perd, pour aller de l'ombilic à l'origine du cou, 15 centimètres ; pour chaque circulaire autour du cou, 15 à 20 centimètres, etc. ».

Nous avons relevé avec la plus minutieuse exactitude ces deux distances et nous avons trouvé que chez cet enfant :

> La distance de l'ombilic au cou = 8 centimètres
> Le tour du cou............... = 20 centimètres

Par conséquent, sur une longueur totale de 35 centimètres, 28 étaient immobilisés par ce circulaire, et la portion libre, la portion réellement utilisable pour la descente du fœtus était réduite à 7 centimètres. Il y avait donc *brièveté accidentelle du cordon*. La brièveté commence pour Chantreuil à partir de 20 centimètres.

Rappelons de plus que la face utérine du placenta était recouverte de caillots assez volumineux. Or, comme la délivrance a suivi immédiatement l'accouchement, il nous faut forcément admettre que cette hémorragie s'est produite pendant le travail, en d'autres termes qu'elle est due à un *décollement prématuré du placenta*.

Nous avons donc constaté, dans ce cas : 1º une brièveté accidentelle du cordon ; 2º un décollement prématuré du placenta. Peut-il exister une relation de cause à effet entre ces deux phénomènes ?

Pour établir ce rapport de causalité, il nous faut d'abord rechercher quelles sont les causes qui peuvent amener, pendant l'accouchement, le décollement prématuré du délivre. La première, de beaucoup la plus fréquente, celle qui doit se présenter d'abord à l'esprit, est l'insertion du

---

(1) Thèse d'agrégation, 1875, p. 71.

placenta sur le segment inférieur. On sait qu'il est très aisé d'en faire le diagnostic rétrospectif, en examinant l'arrière-faix après la délivrance. Les membranes sont percées d'une ouverture plus ou moins étendue qui a livré passage au fœtus et par laquelle s'est écoulé le liquide ammotique lors de la rupture de la poche des eaux. Cette ouverture coïncide ordinairement avec l'orifice utérin. En mesurant la distance qui sépare les bords de cette ouverture des bords du placenta, on obtient, si les membranes ne sont pas déchirées, un chiffre, qui indique à peu de chose près à quelle hauteur au-dessus du col de l'utérus était inséré le placenta. Pinard admet que quand ce chiffre est moindre que 10 centimètres, il y a insertion du placenta sur le segment inférieur.

Malheureusement, ici, ce signe si simple, si pratique, ne nous est d'aucune utilité, puisque les membranes sont retenues presque en totalité dans l'utérus et que seul a été expulsé un sac ammotique en lambeaux. Mais, à défaut de cette preuve anatomique donnée par la mensuration des membranes, ne pourrions-nous puiser dans l'examen clinique de la parturiente quelque élément de diagnostic? A ce point de vue, il faut répéter ce que nous avons déjà dit dans le corps de l'observation : rien dans l'interrogatoire, rien dans la palpation ou le toucher ne pouvait faire penser à un placenta vicieusement inséré. En effet, nous ne relevons aucun des signes fondamentaux de l'insertion basse : ni hémorragies pendant la grossesse, ni accouchement avant terme, ni présentation défavorable, ni épaississement du segment inférieur, ni dépoli de la poche des eaux, ni retard dans l'engagement, ni rupture prématurée des membranes. Par conséquent, en l'absence de tous ces symptômes, il y a plus que des présomptions, il y a plus que des probabilités; la conviction s'impose que le placenta n'était pas implanté sur le segment inférieur, qu'il était normalement inséré.

Or, nous savons que le décollement prématuré du placenta normalement inséré ne reconnaît que quatre causes[1] : l'albuminurie, l'hydramnios aiguë, le traumatisme et la brièveté du cordon. L'examen des urines ayant été négatif au sujet de la présence d'albumine, l'étude des anamnestiques et le palper ayant éliminé le traumatisme et l'hydramnios, nous sommes donc amené à conclure à un décollement prématuré causé par une brièveté relative du cordon. Ce décollement par brièveté du cordon a été décrit pour la première fois par Mauriceau, qui s'exprime ainsi : « ... L'enfant, ainsi bridé par ce cordon, ne peut presque se remuer qu'il ne tiraille l'arrière-faix où il est attaché », ... et il se produit « en même temps un détachement d'avec la matrice qui cause aussitôt une perte de sang d'autant plus grande et dangereuse que ce détachement est grand. » On en trouvera quelques observations dans la thèse déjà mentionnée de Chantreuil et dans celle de Rousseau-Dumarcet.

J'ai publié un fait semblable, en 1893, dans le *Journal de Médecine de Bordeaux.*

En lisant ces observations, on voit qu'il est fort difficile de reconnaître pendant la grossesse la brièveté du cordon, qu'il s'agisse de brièveté absolue ou de brièveté due à des circulaires. La plupart des symptômes sur lesquels insistent les auteurs qui se sont occupés de la question ne méritent pas une description bien longue. Devilliers, par exemple, attribuait une certaine valeur séméiologique à une douleur fixe siégeant soit au fond de l'utérus, soit au niveau de l'ombilic, à une rénittence particulière du muscle utérin, analogue à la tétanisation consécutive à l'ingestion d'ergot de seigle, enfin au défaut d'abaissement du ventre dans les derniers mois de la grossesse. Pour Mauriceau, les douleurs de reins, pour Démeaux[2], les présentations vicieuses étaient un signe sérieux de brièveté. Par cette

---

(1) **Voyez** la thèse de Rousseau-Dumarcet (Paris, 1892) et celle de Lehman (Paris, 1898).

(2) *Journal des Connaissances médicales et pharmaceutiques,* 1861.

simple énumération, on voit qu'aucun de ces symptômes n'est assez caractérisque pour permettre de diagnostiquer la brièveté du cordon. On peut, en effet, la rencontrer dans des cas où la tige funiculaire a la longueur normale.

Il n'est, à proprement parler, qu'un seul symptôme pathognomonique du cordon court. On remarque quelquefois que le fœtus, quand on cherche à le mobiliser, suit les mouvements qu'on lui imprime, mais une fois déplacé et livré à lui-même, il tend invinciblement à revenir à sa position première, comme s'il était tiré par un fil élastique. Carus fait observer, à juste titre, que c'est seulement en pratiquant la version par manœuvres externes qu'on a l'occasion de constater ce phénomène. C'est, en effet, au cours d'une version externe nécessitée par une présentation de siège que j'ai pu, en 1897, chez une de mes clientes, percevoir très nettement cette sensation toute spéciale, et établir, grâce à ce signe, le diagnostic de brièveté relative du cordon [1].

Le diagnostic pendant le travail n'est pas plus aisé. Les douleurs qui « rejaillissent » sur les reins (Mauriceau), la lenteur de l'engagement, malgré l'énergie des contractions, l'arrêt brusque de la contraction utérine, la gêne du mouvement de rotation sont des signes trop vagues ou trop communs pour être pris en sérieuse considération. Les mouvements alternatifs de descente et d'ascension, que Peu regardait comme un phénomène mécanique lié à la brièveté du cordon, ont été mis par Baudelocque sur le compte de l'élasticité des parties molles. Cette dernière assertion nous paraît contestable, du moins dans les cas (et nous en avons observé un)[2] où la tête joue à cache-cache pendant plus de deux heures à l'orifice vulvaire. Mais ces mouvements alternatifs manquent souvent : Devilliers ne les a observés que cinq fois sur vingt-cinq cas. Dans l'observation que

(1) Voir le *Bulletin de la Société de Gynécologie, d'Obstétrique et de Pœdiatrie de Bordeaux*, 1897.

(1) Observation précédemment citée. (*Journal de Médecine de Bordeaux*, 1893.)

nous rapportons, et dans toutes celles où s'est produit un décollement complet et prématuré du placenta, ce signe fait défaut ; car les adhérences utéro-placentaires qui font obstacle à la progression de la tête fœtale n'existent plus, et la descente du fœtus n'est nullement gênée par la résistance du cordon.

Leroux a signalé enfin un dernier signe de la plus haute importance : c'est l'arrêt du dégagement du tronc et le maintien de l'enfant contre la vulve.

En un mot, le diagnostic peut être quelquefois soupçonné pendant la grossesse et l'accouchement, mais rarement affirmé avant l'examen du délivre.

Quant au pronostic, il est très bien établi par Chantreuil : « Pendant le cours de la grossesse, dit-il, la brièveté n'entraîne généralement aucun accident et peut être considérée comme tout à fait indifférente, soit pour la mère, soit pour le fœtus. » Signalons cependant la fréquence des présentations défavorables, qui s'explique par l'obstacle que la brièveté du cordon apporte à l'accommodation : le fœtus, suspendu à la paroi par un lien trop court, ne peut évoluer librement dans la cavité ammotique ; il échappe aux sollicitations de la contraction utérine, et se trouve souvent fixé dans une attitude vicieuse.

Les complications qui surviennent, pendant le travail, du fait de la brièveté du cordon, peuvent être décrites en quelques mots. Le fœtus, poussé par la contraction qui agit par *vis à tergo*, tend à pénétrer dans l'excavation. La partie fœtale en présentation doit, dans son mouvement de descente, lutter non seulement contre la résistance des parties molles, mais encore contre celle que lui oppose la tige funiculaire trop courte. L'engagement est réellement limité par la longueur de la portion libre du cordon. On se souvient que dans notre observation, cette longueur était de 7 centimètres.

Il est aisé de prouver que cette longueur était absolument insuffisante pour permettre la progression du fœtus dans les voies génitales. Dans les présentations du sommet, l'ombilic du fœtus est ordinairement situé à 15 ou 20 centimètres au-dessus de l'orifice utérin (nous supposons que la tête affleure le détroit supérieur). De plus on a calculé que 5 centimètres étaient nécessaires pour que la tête parcoure l'excavation (la hauteur de la symphyse pubienne étant de 4 à 5 centimètres) et 5 encore pour qu'elle se dégage au-dessous du pubis :

$$15+5+5=25$$

Admettons que le fond de l'utérus s'abaisse de quelques centimètres (5 en moyenne) à mesure que le travail avance, il faut en réalité que le cordon ait 20 centimètres à peu près à partir de l'ombilic, pour le dégagement normal de l'extrémité céphalique.

Dans le cas qui nous occupe, ce chiffre doit être modifié, car la portion libre du cordon partait non pas de l'ombilic, mais du cou (circulaire). De ce fait, il faut soustraire les 8 centimètres de distance cervico-ombilicale :

$$20-8=12$$

De ce calcul un peu compliqué résulte la conséquence bien nette que l'arrachement devait forcément s'accompagner d'accident puisqu'il fallait 12 centimètres de tige funiculaire pour que le dégagement fût possible et que, par suite du circulaire, la portion libre du cordon n'en mesurait que 7.

« L'extrême tension du cordon ne permet à l'accouchement de se terminer qu'au prix de graves accidents. Le cordon se rompt, ou le placenta se décolle, ou encore l'utérus se renverse. » (Chantreuil).

En effet la partie fœtale, par suite de la brièveté, exerce en progressant des tiraillements énergiques sur le cordon. S'il est frêle, peu résistant, il se rompt. La rupture peut être partielle ou complète, porter sur des points différents, de préférence près de l'ombilic (obs. de Sclafer) ou à l'insertion placentaire (obs. de Devilliers) ou dans les endroits amincis. Souvent il en résulte une hémorragie qui compromet la vie du fœtus. Guillemot rapporte plusieurs observations de rupture dans lesquelles une très grande quantité de sang était accumulé dans l'intérieur de l'œuf

Si le cordon est solide, les tiraillements se transmettent au placenta et provoquent un décollement de cet organe à une période plus ou moins avancée du travail. Notre observation, après bien d'autres, en est la preuve. L'hémorragie qui est la conséquence de ce décollement est quelquefois extrêmement grave et entraîne la mort de la femme et de l'enfant. D'autres fois, bien moins abondante, elle ne se traduit que par l'apparition de quelques gouttes de sang à l'extérieur (c'est notre cas) et par la présence de volumineux caillots sur la face utérine du placenta.

Enfin, si les adhérences inter-utéro-placentaires sont très résistantes, ce sera la paroi utérine elle-même qui se déprimera en « cul de fiole », suivant l'expression de Mauriceau, et on assistera à la formation d'une inversion utérine. Cette dernière complication est signalée moins fréquemment que les précédentes. Chantreuil en publie une intéressante observation due à M. W. Smith.

Par suite de ces complications, la mortalité fœtale est très forte ; d'après Devilliers, elle serait de 1 sur 5. Le même auteur a trouvé deux cas de mortalité maternelle sur soixante-douze cas.

Mais, il faut ajouter que le pronostic est très variable suivant que le décollement (qui est la complication la plus grave) survient au début ou à la fin du travail. A la fin du travail, l'expulsion de l'enfant se produit avant que l'hémorragie n'ait pris des proportions redoutables ; tandis que surgissant dès les premières contractions, au moment où la période de dilation est à peine ou n'est pas commencée, l'hémorragie est des plus graves ; car il est impossible alors de procéder immédiatement à l'évacuation de l'utérus, comme le conseillent les auteurs.

Au sujet du traitement, nous serons très bref, parce que, d'une part, le traitement de la brièveté du cordon n'existe pour ainsi dire pas, il consiste seulement dans la terminaison rapide de l'accouchement par les procédés appropriés dès que le diagnostic est posé, et parce que, d'autre part, en ce qui concerne la thérapeutique à opposer à un décollement prématuré du placenta normalement inséré, le cadre restreint de cette communication ne comporte pas une discussion approfondie des moyens dont l'accoucheur peut disposer pour lutter contre l'hémorragie. Nous renvoyons pour cela au travail très consciencieux et très complet de Lehman [1].

Rappelons seulement que, si cette hémorragie survient dès le début du travail, il faudra la combattre énergiquement, d'abord par les injections chaudes, et par la rupture des membranes. Si elle persiste, on aura recours à la dilatation artificielle avec le ballon de Champetier de Ribes ou avec la main ; mais dans les cas qui paraissent désespérés d'emblée et dans lesquels l'état général de la femme est de suite très grave, on pourrait, à l'exemple de Bagot, pratiquer l'opération césarienne suivie du Porro. Un fait récent dont j'ai été témoin dans une Maternité, fait où la femme a succombé malgré tous les traitements employés, milite singulièrement, à mes yeux, en faveur de cette intervention énergique.

(1) *Loc. citat.*, page 50.